CONTRIBUTION

AU PROCÉDÉ DE WIDAL

POUR LE DIAGNOSTIC

DE LA FIÈVRE TYPHOÏDE

PAR LA SÉRORÉACTION

PAR

J.-H. GUILLEMIN

PHARMACIEN DE 1ʳᵉ CLASSE A LA ROCHELLE
EX-PHARMACIEN DE LA MARINE ET DES COLONIES
ANCIEN PRÉPARATEUR DES COURS A L'ÉCOLE DE MÉDECINE NAVALE DE ROCHEFORT

Avec deux planches obtenues d'après les microphotographies
de M. Ch. Basset, de La Rochelle.

———

Communication faite à la Société de Biologie de Paris
(Séance du 1ᵉʳ juillet 1899)

———

PARIS

MASSON ET Cⁱᵉ, ÉDITEURS

LIBRAIRES DE L'ACADÉMIE DE MÉDECINE

120, boulevard Saint-Germain

—

1899

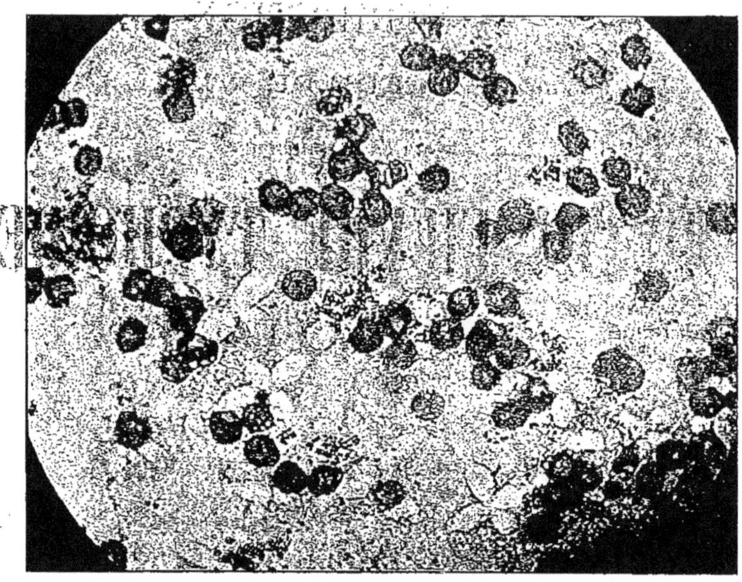

Procédé Widal avec 1 à 3 gouttes de sang complet.

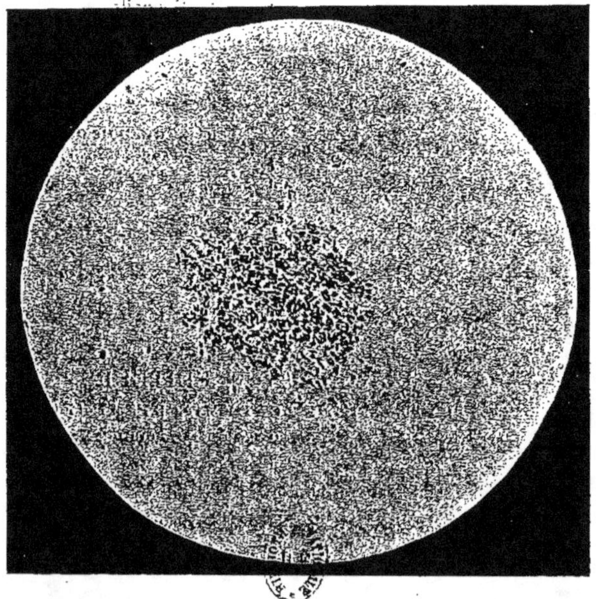

Procédé Widal modifié par J.-H. Guillemin. 1 goutte de sang complet.

Planches obtenues d'après les microphotographies faites par M. Ch. Basset,
de La Rochelle.

CONTRIBUTION

AU PROCÉDÉ DE WIDAL

POUR LE DIAGNOSTIC

DE LA FIÈVRE TYPHOÏDE

PAR LA SÉRORÉACTION

PAR

J.-H. GUILLEMIN

PHARMACIEN DE 1ʳᵉ CLASSE A LA ROCHELLE
EX-PHARMACIEN DE LA MARINE ET DES COLONIES
ANCIEN PRÉPARATEUR DES COURS A L'ÉCOLE DE MÉDECINE NAVALE DE ROCHEFORT

Avec deux planches obtenues d'après les microphotographies
de M. Ch. Basset, de La Rochelle.

———

Communication faite à la Société de Biologie de Paris
(Séance du 1ᵉʳ juillet 1899)

———

PARIS

MASSON ET Cⁱᵉ, ÉDITEURS

LIBRAIRES DE L'ACADÉMIE DE MÉDECINE

120, boulevard Saint-Germain

—

1899

CONTRIBUTION AU PROCÉDÉ DE WIDAL

POUR LE DIAGNOSTIC

DE LA FIÈVRE TYPHOÏDE

PAR LA SÉRORÉACTION

Messieurs,

Si vous le voulez bien, je vais analyser succinctement les divers procédés indiqués par Widal pour faire le diagnostic de la fièvre typhoïde par la séro-réaction ; je vous ferai part également ment des précautions indiquées par certains auteurs pour sa mise en pratique, puis je vous soumettrai une technique qui, depuis six mois, m'a permis d'éviter les difficultés signalées, tout en généralisant son emploi par tous les médecins et pharmaciens, même ceux ne s'occupant pas spécialement de bactériologie.

Dès sa première communication, Widal indiquait 3 procédés différents pour mettre en évidence la propriété agglutinative du sang des typhiques, à des périodes variables ; tous trois reposent sur l'action produite par le sérum du sang de l'individu en puissance d'infection éberthienne, sur une culture de bacilles typhiques.

Les deux premiers procédés sont dits par culture à l'étude; tous deux exigent une quantité de sang suffisante pour obtenir un sérum bien séparé du caillot, soit deux à trois centicubes de sang; de plus, il faut le recueillir d'une façon absolument aseptique, par ponction d'une veine, au pli du coude, et lien constricteur de la partie inférieure du bras; tous deux reviennent à faire agir du sérum ainsi recueilli, soit sur une culture naissante, soit sur une culture de 12 à 24 heures de bacille d'E-berth.

Mais ces deux procédés sont sujets à des causes d'erreur qui peuvent être :

1° Pas de réaction positive, bien qu'elle se produise par le procédé extemporané;

2° La réaction peut passer inaperçue, le trouble du bouillon pouvant se reproduire après l'éclaircissement qui a suivi la précipitation des flocons constitués par les microbes agglutinés;

3° Le bouillon peut se troubler par suite de souillure par des microbes étrangers.

Enfin, et dans tous les cas, il est nécessaire de faire l'examen microscopique des cultures, la réaction macroscopique ne devant pas suffire pour établir un diagnostic.

Voici donc deux procédés qui nécessitent une incision assez profonde pour obtenir des centicubes de sang, et qui cependant ne suffisent pas à eux seuls, puisqu'il faut encore faire l'examen microscopique; ce ne sont que des méthodes de contrôle, ou mieux de concordance, et encore ne sont-elles pas méthodiquement sûres.

Passons maintenant au procédé extemporané.

M. le Dr Bensaude nous dit que c'est à la fois le plus pratique et le plus certain, en même temps que le plus employé.

Ici, encore, il nous faut opérer une piqûre avec une lancette « à la pulpe du doigt, dans laquelle l'épaisseur plus grande des » chairs fournit une plus grande quantité de sang.

» Dès que la coagulation du sang sera survenue, on détachéra
» le caillot des parois de l'éprouvette à l'aide d'un fil de platine
» stérilisé. Cette pratique est destinée à hâter la transsudation
» du sérum.

» Si le sérum est mélangé de quelques globules rouges, cela
» n'a pas d'inconvénient, la mise au point en sera plus facilitée ;
» mais un trop grand nombre de globules rouges empêcheraient
» de voir les amas, et il faudrait attendre que les globules aient
» déposé.

» Cette considération doit faire rejeter l'emploi du sang frais
» au lieu de sérum, procédé qui paraît plus simple au premier
» abord. »

Dans les trois procédés que nous venons de rappeler, l'emploi
du sérum du sang du malade est de règle ; il faut donc bien
l'incision de lancette.

Eh bien, Messieurs, vous n'ignorez pas que les malades des
hôpitaux, entièrement àla disposition des médecins traitants,
acceptent le coup de lancette sans récrimination, et même la
ventouse scarifiée dont parle le docteur Milian. Ils sont persua-
dés, à juste titre, que c'est dans leur intérêt que vous agissez
ainsi.

Dans la clientèle civile, au contraire, le médecin est obligé de
compter, non seulement sur l'entourage du malade, mais encore
avec le malade lui-même, qui, déjà terrassé par la fièvre, et
l'esprit inquiet de son état, se demande avec anxiété quelle né-
cessité l'oblige à subir le coup de lancette. Est-il donc besoin
d'une incision pour confirmer votre diagnostic ?

Cette considération vous suffirait pour employer de préférence
le procédé préconisé par R. Fiocca qui ne nécessite qu'une trace
de sang, si ce procédé n'était incomplet.

Il enlève en effet, de prime abord, toute possibilité à la numé-
ration du pouvoir agglutinatif ; de plus, l'examen se fait en
goutte suspendue, méthode condamnée par Widal lui-même.

Il faut donc revenir au procédé préconisé par Milian, qui consiste à se servir de quelques gouttes de sang complet aux lieu et place du sérum.

Mais alors nous retombons dans la critique de Bensaude citée plus haut :

Un trop grand nombre d'hématies empêche de voir les amas. Dans la grande majorité des cas, la préparation n'a plus la netteté voulue ; suffisante pour les agglutinations intenses, elle devient d'un examen difficile pour les agglutinations de moindre intensité, et absolument insuffisante, lorsqu'il s'agit de déceler ce que Widal désigne sous le nom de centres agglutinatifs.

Le Dr Milian, lui aussi, reconnaît que, si l'on emploie le sang total au lieu de sérum, pour provoquer l'agglutination, on peut ne pas voir les amas microbiens, même volumineux, qui flottent à la surface, si l'on immobilise la vis micrométrique sur le plan profond des globules rouges, faciles à mettre au point.

Nous voici donc amené à l'examen microscopique ; permettez-moi de vous faire remarquer que, de toutes les réactions bactériologiques médicales les plus courantes, la séro-réaction est la seule qui se fasse, sans coloration du microbe, pour l'examen microscopique.

Milian dit :

Ces microbes non colorés, en liberté dans le bouillon, ne sont pas très faciles à distinguer, aussi faut-il observer quelques précautions pour y arriver :

L'objectif à immersion n'est pas très recommandable ; avec lui, la mise au point est difficile ; d'autre part, la lamelle s'y colle grâce à l'huile de cèdre, ce qui rend impossible tout examen ; il vaut mieux employer les objectifs ordinaires à fort grossissement.

Les conditions de l'éclairage ne sont pas moins importantes : pas d'éclairage Abbe, miroir courbe, tous diaphragmes dehors sont indispensables ; sinon, les microbes transparents seraient noyés dans le flot de lumière et parfaitement invisibles.

La mise au point n'est pas toujours des plus commodes,

surtout lorsqu'on a employé du sérum, et non du sang pur pour la réaction. On passe, en maniant la vis micrométrique au-dessus ou au-dessous du plan à examiner avec une facilité désespérante, aussi faut-il essayer la mise au point, non sur les microbes, mais sur une bulle d'air ou sur les bords de la lamelle ou sur les corps étrangers de la préparation, suivant d'autres auteurs.

Certes, toutes les remarques que je viens de vous signaler n'entachent en rien le procédé de Widal ; il serait facile de continuer ainsi, et la technique est tellement bonne qu'il ne s'est trouvé aucun savant pour y apporter ce que l'on pourrait appeler une modification.

Aussi n'est-ce pas d'une modification à la technique connue que je veux vous entretenir, mais seulement d'une addition à cette technique, addition qui nous a permis depuis 6 mois de résoudre les quelques difficultés signalées.

Voici le procédé en entier :

Prise de sang.—Le coup de lancette est remplacé par la piqûre, à l'extrémité d'un doigt, d'une grosse aiguille à repriser pour obtenir une goutte de sang ;

2° Cette goutte de sang est additionnée de 9 gouttes de bouillon peptoné vierge et mélangée par agitation. On obtient ainsi un mélange au 10e ;

3° Si nous prenons une goutte de ce sang au 10e et que nous lui mélangions 2, 3, 4, 5 gouttes de culture pure de 24 heures de bacille d'Eberth ou d'une culture formolée, nous aurons obtenu une dilution de sang au 20e, au 30e, au 40°, au 50e, etc., qui nous permettra de conclure au pouvoir agglutinatif ;

4° Prendre 3 gouttes de la dilution, l'étaler sur une lame de microscope ;

5° La placer dans une chambre humide, et l'y laisser 2 heures environ, suivant l'indication de Widal, pour permettre à l'agglutination de se produire ;

6° Ce laps de temps écoulé, déssécher lentement sur la plaque chauffante ;

7° Traiter par l'alcool éther, puis laisser sécher à nouveau ;

8° Traiter par 2 gouttes d'acide acétique 1/10 pendant une ou deux secondes pour obtenir la dissolution des hématies ;

9° Lavage léger à l'eau distillée ;

10° Coloration au Ziehl ;

11° Lavage à l'eau distillée, séchage ;

12° Monter dans le baume.

Avec la technique de Widal ainsi additionnée nous obtenons les avantages suivants :

a. Plus de coup de lancette et partant émotion bien moins grande chez les malades déjà affaiblis ;

b. Bacilles colorés rendant la mise au point des plus faciles, puisque nous rentrons dans la pratique courante de l'examen des microbes ;

c. Plus d'hématies qui, surtout dans les faibles dilutions, masquaient en partie, les agglutinations ;

d. Examen rendu possible à tous les grossissements, l'objectif à immersion ne soulevant plus le couvre-objet ;

e. Recherche beaucoup plus facile de ce que Widal dénomme centres agglutinatifs ;

f. Mensuration aussi exacte du pouvoir agglutinatif ;

g. Conservation des préparations qui pourront ainsi servir à comparer l'intensité de l'agglutination ;

h. Enfin, *tous ceux qui ont un microscope à leur disposition, pourront faire le séro-diagnostic.*

Il ne faut pas oublier, en effet, que jusqu'à ce jour les médecins étaient tributaires des seuls laboratoires spéciaux de bactériologie.

C'était, à notre avis, le plus gros inconvénient à la vulgarisation du procédé de Widal qui a déjà rendu de si éminents services.

Nous pensons que, maintenant, sa généralisation aux petites villes ne possédant pas de bactériologistes, et même aux campagnes, n'est qu'une question de temps restreint, et que la technique que nous proposons permettra au procédé de Widal de rendre le maximum de services qu'il est appelé à rendre.

Il suffira, en effet, de se procurer, dans les laboratoires spéciaux, des cultures de bacille d'Eberth formolisées, et de posséder un microscope.

L'addition que nous proposons n'est pas une complication, puisque la manipulation est courante et qu'elle demande 5 minutes au maximum.

Je suis heureux de vous présenter, à l'appui de ma communication, des microphotographies obtenues par M. Ch. Basset, de La Rochelle, d'après mes préparations microscopiques.

Vous pouvez constater que ces photographies rivalisent, comme fini et comme netteté, avec les plus belles reproductions du genre, fournies par les laboratoires spéciaux des grands centres scientifiques.

Elles sont au grossissement de 700 : 1 —

LA ROCHELLE, IMPRIMERIE NOUVELLE NOEL TEXIER